Published By

@ BRYAN SEMPERE

Dieta paleo: Recetas fáciles de mejorar con la dieta paleo (pierda peso rápidamente y una vida saludable con la dieta paleo para principiantes)

ISBN 978-1-990053-03-0

TABLA DE CONTENIDO

PARTE 1

Introducción

Quiero agradecerte y felicitarte por descargar el libro *Dieta paleo*. Este libro contiene pasos y estrategias comprobadas sobre cómo perder peso de una manera saludable adoptando una dieta Paleo. Esta dieta es una de las más antiguas de la civilización humana. Es un hecho comprobado que la comida procesada que comemos hoy en día es la causa de la mayor parte de las enfermedades más ampliamente propagadas. Si volviéramos a nuestras raíces y adoptáramos la alimentación que el hombre paleolítico ingería, tendrías éxito en mantener tu cuerpo tan rozagante y sano sin los conservantes artificiales que tienen las comidas procesadas de hoy en día.

Para facilitarte el cambio de una dieta normal a una dieta Paleo, te ofrezco 15 recetas gustosas que te ayudarán a mantener a raya esos kilos extra.

Gracias nuevamente por descargar este libro, ¡espero que lo disfrutes!

Capítulo 1: Recetas Paleo para el desayuno

Panqueques de harina de coco:

Ingredientes:

- 4 cucharadas soperas de aceite de coco extra virgen
- 2 cucharadas soperas de miel cruda
- 6 huevos grandes
- ½ taza de leche de coco
- 1 cucharadita de té de extracto de vanilla
- ½ taza de harina de coco, cernida
- ½ cucharadita de té de cremor tártaro
- ¼ cucharadita de té de bicarbonato de sodio
- ¼ cucharadita de té de sal marina
- Miel cruda para servir

Instrucciones:

1. En un recipienteverter el aceite de coco y la miel. Mezclar bien hasta lograr una textura cremosa.
2. Agregar un huevo por vez. Batir bien

hasta que quede uniforme.

3. Agregar la harina de coco y combinar hasta homogeneizar.

4. Agregar el bicarbonato de sodio, el cremor tártaro y la sal. Homogeneizar. No mezclar demasiado en este paso.

5. Poner una pizca de mantequilla a una sartén antiadherente.Verter aproximadamente una cucharada sopera de la mezcla (puedes añadir más cantidad si deseas panqueques de mayor tamaño). Cocinar hasta que el lado inferior quede color marrón. Dar vuelta. Cocinar del otro lado también.

6. Repite el paso 5 con la mezcla restante.

7. Servir tibio con miel cruda.

Batido de zapallo y arándanos

Ingredientes:

- 1 tazade puré de zapallo fresco
- ½ taza de arándanos frescos o congelados
- 1 manzana grande, sin semillas y cortada en trozos
- 1 naranja pelada, separada en gajos
- 2 tazas de leche no láctea de su agrado
- ½ taza de castañas de cajú crudas, remojadas en agua por algunas horas (activadas)
- 4 cucharadas soperas de crema o aceite de coco
- 1 cucharadita y ½ de canela molida
- 10-15 gotas de stevia omiel o miel de maple a gusto

Instrucciones:

1. Mezclar todos los ingredientes en una batidora hasta homogeneizar. Agregar más leche para diluir el batido si deseas un batido más liviano de consistencia.
2. Verter en vasos altos.
3. Servir con hielo.

Panqueques de almendras y fresas

Ingredientes:

- 2-3 fresas maduras
- 2 cucharadas soperas de harina de almendras
- 1/2 cucharada sopera de miel
- 50 ml de leche de coco

Instrucciones:

1. En un recipiente grande, combinar todos los ingredientes y mezclar bien hasta que estén todos integrados.
2. Calentar a fuego medio una sartén antiadherentey verter la mezcla.
3. Cocinar por 5 minutos hasta que esté cocido de un lado, dar vuelta y cocinar por otros dos minutos.
4. Servir decorados con rodajas de fresas frescas.

Cazuela deliciosa para el desayuno

Ingredientes:

- 6 huevos, batidos
- 1 batata pequeña (camote, boniato) rallada
- 1/2 libra de chorizo (medio kilo aprox.)
- 1 cucharada sopera de salsa Sriracha - mencionada en el capítulo 1
- 1 Cebolla amarilla pequeña, en cubitos
- 1/2 cucharadita de té de cebolla en polvo
- 1/2 cucharadita de té de ajo en polvo
- 1/2 cucharadita de té de pimienta molida
- 1/2 cucharadita de té de sal

Instrucciones:

1. Poner una sartén a fuego medio. Agregar el chorizo y cocinar hasta que se desmenuce. Retirar del fuego y reservar.
2. Poner el chorizo y el resto de los

ingredientes en el recipiente con los huevos batidos. Mezclar bien.

3. Verter en un recipiente para el horno, enmantecado o untado en aceite.

4. Cocinar en el horno previamente calentado a 300 grados Farenheit o 150 grados centígrados por 20 minutos o hasta que solidifique. Mantener en el horno por 10 minutos antes de servir.

Capítulo 2: Recetas Paleo para el almuerzo

Cerdo con condimento asiático

Ingredientes:

- 1/2 cucharada de mantequilla, baja en grasas
- 1/2 cebolla, en cubitos
- 1/8 tazas de miel
- 1/2 cucharada de pimienta negra molida
- 1/2 cucharada de salsa de pescado
- 1 cucharada de paprika en polvo
- 1/2 cucharada de mostaza de Dijon
- 1 1/2 libra (1 kilo y medio aprox.) de paleta de cerdo
- 2 dientes de ajo
- 2 tazas de tomate, cortado en rodajas finas

Instrucciones:

1. Precalentar el horno a 160 grados Celsius.
2. Calentar la mantequilla a fuego bajo en una cacerola, y freír el cerdo en ella.Asegúrate que todos los lados estén cocidos antes de retirarlo del

fuego.

3. En otra cacerola cocina el ajo y la cebolla hasta dorar.

4. Agrega el resto de los ingredientes y mezcla bien.

5. Pon nuevamente el cerdo en la cacerola y saltéalo por unos minutos.

6. Traspasa el plato a una marmita y cocina por 5 horas aproximadamente.

7. Cuando el plato se enfríe a temperatura ambiente, corta el cerdo en Juliana.

8. Servir caliente.

Ensalada Caesar de pollo y avocado

Ingredientes:

Para la ensalada:

- 3 pechugas de pollo, sin piel y deshuesadas
- 2 plantas de lechuga Romana, cortada
- 6 fetas de tocino, cocinado y dorado
- 1 avocado(palta, aguacate) grande, pelado, sin semilla y trozado en rodajas
- 3 huevos, hervidos y cortado en rodajas
- 2 cucharaditas de ajo en polvo
- 3 cucharaditas de orégano deshidratado
- 2 cucharaditas de chile en polvo o a gusto
- Sal marina a gusto
- Pimienta negra molida fresca a gusto

Para el aderezo Caesar:

- 1 ½ taza de mayonesa – referirse alcapítulo 1

- 3 cucharadas de jugo de limón fresco
- 3 dientes de ajo, picados
- 1 ½ cucharadita de té de mostaza de Dijon
- 3 cucharaditas de té de pasta de anchoas
- Sal marina a gusto
- Pimienta negra molida fresca a gusto

Instrucciones:

1. Mezclar en un bowl pequeño el chile polvo, ajo en polvo, orégano, sal y pimienta. Rebozar con la mezcla las pechugas de pollo.
2. Grillar las pechugas en un horno precalentado (mediana a alta temperatura) hasta que esté cocido.
3. Retirar y ubicar en una tabla para cortar. Cuando esté lo suficientemente frío para manipular, cortar el pollo en rodajas.
4. Para hacer el aderezo, vierte todos los ingredientes en un bowl y mezcla bien.
5. Agregar lechuga, tocino y avocado en un bowl y mezclar bien. Dividir la mezcla en ensaladeras individuales.

Ubicar las rodajas de pollo y de huevo sobre la ensalada.

6. Verter el aderezo Caesar sobre la ensalada y servir.

Estofado de carne

Ingredientes:

- 3/4 libra (340 g) de carne para estofado
- 4 onzas de setas en rodajas
- 1 batata mediana (boniato, camote), pelada, cortada en trozos
- 1 cebolla mediana, en trozos
- 1 tallo de apio, en trozos
- 1 1/2 cucharada de ajo, picado
- 1 cucharada de aceite de coco
- 1 cucharada de mantequilla
- 1 hoja de laurel
- 3 tazas de caldo de carne
- 1/2 cucharadita de ajo en polvo
- 1 cucharada de arrurruz en polvo
- 1/2 cucharada de vinagre balsámico
- Sal a gusto
- Pimienta molida a gusto

Instrucciones:

1. Poner una olla holandesa o una cacerola a fuego medio.Agregar aceite de coco. Cuando se derrita,

agregar la cebolla y el ajo y saltar hasta que las cebollas estén translúcidas.

2. Espolvorear el ajo en polvo, la sal y la pimienta sobre la carne. Cubrirla bien.

3. Mientras tanto, calentar una sartén a fuego medio. Agregar ½ cucharada de mantequilla. Cuando se derrita, agregar la carne y cocinar de ambos lados por un minuto cada uno aproximadamente. Sacar la carne de la sartén y agregarla a la cacerola.

4. Agregar 2 tazas de caldo de carne y bajar el fuego al mínimo.

5. Agregar las batatas, apio y laurel y revolver. Dejar hervir.

6. Mientras tanto, agregar la mantequilla restante a la sartén. Agregar las setas y saltar hasta que éstas estén blandas. Agregar el vinagre.

7. Agregar el arrurruz al caldo de carne restante. Agregar esta mezcla a la sartén de setas mezclando constantemente hasta que se reduzca. Volcar en la cacerola. Mezclar bien y hervir por una hora o hasta que la carne esté cocida.

8. Con un cucharón servir en bowls individuales.

Revuelto de carne y setas:

Ingredientes:

- ½ libra (2,27 g) de bistec de falda, lomo o solomillo, cortado en tiras delgadas
- 2 dientes de ajo, picados
- 4 onzas(114 g) de setas crimini, en rodajas
- 2 onzas (57 g) de setas shiitake, cortados por la mitad
- 2 tazas de rapini o kalepicados, descartar los tallos duros y nervaduras
- 1 cucharada de aceite de coco

Para el marinado:

- ½ taza de caldo de carne
- 1 ½ cucharadas de vinagre de arroz o de vino
- 1 trozo de 1 pulgada (2,4 cm aprox.) de jengibre, picado
- 1 diente de ajo, picado

- Sal a gusto
- Pimienta molida a gusto

Instrucciones:

1. Para el marinado: Mezclar todos los ingredientes juntos del marinado en un bowl grande. Agregar la carne. Mezclar bien y refrigerar por lo menos una hora.
2. Para el revuelto: Poner una sartén a fuego medio. Agregar el aceite de coco.Cuando el aceite esté caliente, retirar del bowl la carne marinadacon una espumaderay ponerla en la sartén. Reservar el marinado. Agregar el ajo.
3. Saltar por 3-4 minutos. Retirar del fuego y reservar.
4. En la misma sartén, agregar las setas, el kale, y el marinado reservado. Cocinar por 4-5 minutos. Agregar la carne. Mezclar bien.
5. Retirar del fuego y server inmediatamente.

Pasteles de atún

Ingredientes:

- 1 ½ cucharadas deghee, (dividida en dos)
- 5 onzas (142 g) de atún blanco enlatado en agua, escurrido
- ¼ taza de cebollines, en rodajas finas
- 1 cucharada de cilantro, picado
- ¾ taza de puré de batata (camote, boniato)
- Ralladura de la cáscara de un limón
- ½ cucharada de pimiento jalapeño, picado
- 1 huevo grande
- ¼ cucharadita de pimiento rojo en hojuelas
- Sal Kosher a gusto
- Pimienta negra molida fresca a gusto
- 2 limones cortados en gajos (opcional)

Instrucciones:

1. Mezclar el atún, cebollines, cilantro, y batata en un bowl.
2. Agregar ralladura de limón, pimiento jalapeño, la mitad del ghee,

huevo, pimiento rojo en hojuelas, sal y pimienta. Mezclar bien.

3. Untar moldes de muffin con el ghee restante. Llenar los moldes con 4 cucharadas de la mezcla, aproximadamente. Alisar la mezcla con una cuchara.

4. Hornear en un horno precalentado a 350 F por 20-25 minutos aproximadamente o cuando se inserte un cuchillo y salga limpio. Desmoldar los pasteles en un plato.Servir con gajos de limón.

5. Si se los desea más crocantes, freír los pasteles en una sartén con ghee hasta lograr el punto deseado. Servir caliente con salsade su agrado.

Arroz frito de Indonesia

Ingredientes:

- 20 langostinos frescos, pelados, cortados en piezas pequeñas
- 4 filetes de muslo de pollo, desgrasado, trozado en piezas pequeñas
- 4 cucharaditas de aceite de coco
- 5 tazas de coliflor, cortado en trozos pequeños
- 1 cebolla mediana, trozada
- 1 zanahoria grande, pelada, trozada
- 2 dientes de ajo, picado
- 2 cucharaditas de salsa de pescado
- 4 cucharas de sambal oelek a gusto(condimento a base de chiles picantes originario de Indonesia)
- 6 cucharas desalsa de néctar de coco fermentado(coconut aminos) o salsa tamari
- 1 cucharada de miel
- 4 huevos
- 1 cucharadita de aceite de sésamo (opcional)
- 2 cucharadas de cilantro fresco, picado

Instrucciones:

1. Poner un wok sobre el fuego máximo. Agregar 2 cucharaditas de aceite de coco. Cuando se derrita, agregar los langostinos y la sal y batir por un par de minutos. Transferir los langostinos a un plato.
2. Agregar el pollo al wok y and revolver por 4 minutos aproximadamente o hasta que esté cocido.Batir frecuentemente. Transferiral plato de los langostinos.
3. Agregar 2 cucharaditas de aceite al wok. Bajar el fuego a medio y agregar las cebollas. Saltar hasta que las cebollas estén translúcidas.
4. Agregar la coliflor, las zanahorias, el ajo, el sambal oelek, la miel, el tamari yla salsa de pescado. También agregar aceite de sésamo, si lo deseas. Batir por unos segundos y agregarlos langostinos y el pollo.
5. Mientras tanto poner otra sartén para freír a fuego medio. Freír los huevoshasta que la clara esté cocida y las yemas estén blandas.
6. Servirel arroz frito coronado con los huevos fritos. Esparcir el cilantro sobre el plato.

Chorizos con Vegetables grillados

Ingredientes:

- 3 chorizosgrandes
- 1/2 libra deespárragos, cortados en trozos de 2 pulgadas
- 1 cabeza de coliflor pequeña, cortada en flores
- 1 pimiento morrón, cortado en cuadraditos de 1 pulgada
- 1 tomate, cortado en cuatro
- 1/2 cucharada tomillo fresco, picado
- 1 cucharada de albahaca fresca, picada
- 1 cucharada de aceite de oliva
- Sal marina a gusto
- Pimienta negra molida a gusto

Instrucciones:

1. Precalentar el grill a fuego medio.
2. Mientras tanto agregar el espárrago,la coliflor,el pimiento morróny el tomate a un bowl. Agregar el aceite de oliva, la albahaca, el tomillo, la sal y la pimienta. Mezclar bien.
3. Transferir los vegetales a una cesta para parrilla y grillar por 12-15 minutos o hasta que esté listo.

Retirar del grill.

4. Ubicar los chorizos en el grill y grillar por 8-10 minutos.

5. Retirar del grill. Cuando este lo suficientemente frío como para manipular, rebanar los chorizos. Agregar a los vegetales, mezclar bien y servir.

Capítulo 3: recetas Paleo de postres

Budín de Frutas

Ingredientes:
- 2 libras de frutas congeladas de su gusto como fresas, arándanos etc.
- 4 tazas de zumo de naranja
- 10 cucharadas de fécula de tapioca
- Hojas de menta, opcional

Instrucciones:
1. Ponga una cacerola a fuego medio. Agregue las frutas y el zumo de naranja.
2. Hierva. Baje el fuego y cocine por aproximadamente 12 a15 minutos.
3. Pase las frutas cocidas por un colador fino y póngalas en un bowl. Transfiera a un recipiente la pulpa que quedó en el colador y guárdelo en el refrigerador.
4. Vierta la fruta del bowl en una cacerola a fuego bajo.Hervir.
5. Mientras, mezcle en un bowl la

fécula de tapioca, un poco de agua y algo del líquido colado de frutas. Batir bien.

6. Agregar esta mezcla a la cacerola revolviendo constantemente hasta que la mezcla espese.

7. Enfriar un poco y verter en bowls pequeños para servir.Enfriar unas horas.

8. Para server, agregue un poco de la pulpa de frutas cocidas que habían sido puestas en el refrigerador.

Macarrones con cubierta de fresas

Ingredientes:

- 3 tazas de coco deshidratado
- 2/3 taza de leche de coco
- 1 clara de huevo
- 1/2 cucharadita de extracto de vanilla
- 1 cucharadita de jugo de limón
- 1 cucharadita deralladura de limón
- 1 pizca de sal

Salsa de fresas

- 5 cucharadas de mantequilla blanda
- 1/2 taza de miel
- 1 taza de puré de fresas

Instrucciones:

1. Mezclar todos los ingredientes de los macarrones procurando que no se formen grumos.
2. Ubicar 2 cucharadas de la mezcla en una asadera previamente enmantecada.
3. Precalentar el horno a 160 grados Celsius por 10 minutos.
4. Cocinar los macarrones por 20 minutos hasta que sus bordes estén marrones.

Para la salsa de fresas

1. Combinar el puré de fresas, la miel y la mantequilla y mezclar bien.
2. Poner una cantidad de puré del tamaño de una moneda sobre cada macarrón y servir.

Banana frita con miel

Ingredientes:

- 2 bananas, en rodajas
- 2 cucharadas de miel
- ½ cucharadita de canela
- ¼ taza de aceite de coco
- ½ taza de agua tibia

Instrucciones:

1. Poner una sartén a fuego medio. Agregar aceite de coco. Cuando el aceite se derrite, agregar las rodajas de banana.
2. Freírpor 2 minutos aproximadamente. Dar vuelta y freír del otro lado dos minutos más. Retirar y poner en un recipiente para servir.
3. Mientras tanto mezclar el agua y la miel. Reservar.
4. Verter la mezcla de agua y miel sobre las bananas. Esparcir la canela y servir.

Paletas Frutales

Ingredientes:

- 1 libra (450 g) de frutas varias (fresas, kiwis, naranjas, granada, melón)- cortadas en dados
- Zumo de 1 limón
- 1/2 taza de agua

Instrucciones:

1. Poner todas las frutas en una licuadora y mezclar con el agua hasta que se una en una mezcla uniforme
2. Agregar el zumo de limón y mezclar nuevamente.
3. Verter en moldes de paletas y colocar en el congelador por 4 horas.

¡Gracias nuevamente por descargar este libro!

Espero que hayas disfrutado las recetas de este libro y desees cocinarlas y probarlas por tu cuenta. Todos los ingredientes usados en estas recetas están al alcance. Para mejores resultados, usa productos frescos y orgánicos. Puedes hacer tus propias versiones de estas recetas siempre que utilices ingredientes Paleo.

Habiendo dicho esto, terminaré este libro. Espero que te haya sido de utilidad.

Finalmente, si disfrutaste este libro, me gustaría pedirte un favor, ¿Podrías ser tan amable de dejar un comentario?¡Te lo agradeceré enormemente!

PARTE 2

Capítulo 1

pasos probados de la dieta paleo para principiantes

1. Puedes sustituir el azúcar por la miel. Esto agregará más vitaminas a su menú diario y no le permitirá ganar peso.

2. Puedes reemplazar los granos con todo tipo de vegetales. Puedes comerlos frescos o congelados. También se permiten las batatas y los ñames.

3. Usted puede reemplazar todo tipo de aceites como el aceite de maíz o el aceite de soja por mayonesa casera. Evita comer alimentos fritos ya que afecta el funcionamiento de los órganos digestivos.

4. No se debe comer mucha carne, es mejor comer carne de animales de pastoreo. Hay algunos productos cárnicos que contiene antibióticos y hormonas intentar evitar comprar

este tipo de carne.

5. Intente incluir la ingesta de huevos en sus raciones semanales, ya que los huevos contienen omega 3. Puede disfrutar de diferentes tipos de huevos como: huevo de pato o huevo de gallina.

6. El pescado también es otro alimento útil en su menú diario, trate de comerlo al menos dos veces por semana.

7. Incluya frutas, pero tenga en cuenta que hay una gran cantidad de azúcar, especialmente en las frutas tropicales; préstele a las bayas. Las frutas contienen fructosa que no es adecuada para el hígado. Pero no es una regla estricta, por lo que a veces puede incluir manzanas, aguacates, moras, melocotones, ciruelas, arándanos, limón, sandía, piña, naranjas en su menú.

8. Intente incluir nueces en su menú diario, especialmente almendras, pistachos, anacardos, avellanas, etc.

9. Kéfir, crema agria, se permiten diferentes yogures, son muy útiles para la salud en general.

10. Es mejor reducir la ingesta de frutos secos, frutas a casi 50 - 70 gramos por día. Si desea perder peso rápidamente.

11. Comer solo si tienes hambre y cada tres horas.

12. Dedique suficiente tiempo para dormir, es mejor hacer un régimen para usted mismo, por ejemplo, dormir desde las diez de la noche hasta las siete de la mañana.

13. Trate de no hacer ejercicio intenso dos veces por semana. Combina tu programa de ejercicios, con el descanso diario.

14. Incluya la vitamina D en su menú, ya que es un ingrediente más importante. El yodo es otro ingrediente importante en su menú diario. Puedes tomar esta vitamina de las algas marinas, están muy cerca de ella.

15. Eres libre de comer verduras de hoja verde, como: espinaca, lechuga iceberg, col rizada, etc.

16. Usted puede permitirse incluso chocolate

oscuro. Es necesario encontrar el chocolate negro de al menos 70% - 80% de cacao.

17. También es posible disfrutar de una copa de vino tinto al día.

18. Debes beber al menos un litro y medio de agua por día.

19. Es necesario mencionar algunos alimentos que debe evitar para mantenerse delgado y saludable de acuerdo con las reglas de la dieta paleo. Carbohidratos naturales: papas, arroz, leche, pero los lácteos están permitidos, especialmente si sientes que es necesario para la digestión.

20. Lo más importante es que no tiene que limitar su ingesta diaria de alimentos. Pero, por supuesto, es mejor comer hasta el momento en que pueda sentir que ya no tiene hambre, y no hasta cuando esté totalmente lleno. Es decir hasta que sienta saciedad.

21. Trate de salir a la calle para obtener luz solar, ya que mientras más vitamina D obtenga mejor para su salud, ¡pero no se queme!

22. Obtener una olla de barro, ya que es el mejor

método para preparar comidas paleo

23. No se apresure a ver los resultados. La dieta paleo no es una dieta de un día, lleva tiempo, pero también da resultados.

24. Disminuya la ingesta de sal, ya que no es bueno para los riñones. Vale la pena mencionar que cuando elimine muchos "alimentos negativos" de su menú, comprenderá que está bien comer sin sal y azúcar, o cocinar con la ayuda de una olla de barro y que la comida sabe mejor, mucho mejor.

25. Se puede disfrutar de todo tipo de órganos animales como: lengua, hígado de riñón y médula.

26. También puedes disfrutar de comer diferentes alimentos de mar como: camarones, vieiras, arenques, tiburones y mucho más.

27. También está permitido incluir diferentes tipos de hongos. Están totalmente permitidos.

28. Puedes usar una gran cantidad de sustituciones para sentirte satisfecho con lo que eres, hay algunas de ellas enumeradas a continuación: - Sal marina en lugar de sal yodada.

- Pan paleo casero, en lugar de pan que puedes comprar en el mercado. - Coliflor en lugar de arroz y patatas.

29. ¡Recuerda! Todo tipo de zumos de frutas también son muy ricos en fructosa, por lo que es mejor mantenerse alejado de ellos. Estos son

• Jugo de manzana

• Zumo de naranja

• Jugo de uva

• Jugo de fresa

• Jugo de mango

30. También es necesario mantenerse alejado de los aperitivos. Estos son todo tipo de chips, galletas, pasteles diferentes, etc.

31. También elimine el alcohol y las bebidas energéticas de su lista si desea mantenerse saludable y perder peso adicional.

capitulo 2

En este capítulo, me gustaría entregarle información muy importante para su menú diario, que lo ayudará a iniciar fácilmente la dieta de paleo. ¡vamos a empezar!

Para el desayuno: Lo mejor y lo más saludable será una tortilla con cebolla, brócoli o champiñones. También puedes añadir pollo o pavo.

Para el almuerzo: Lo mejor es preparar un tazón grande con verduras como rábanos, espinacas, pepinos, zanahorias, también puede agregar almendras o nueces. Le invitamos a agregar tipos de carne como pollo, pavo, carne de res a su plato o puede agregar algo de pescado como camarones, atún, salmón, etc.

Para la cena: Es posible hacer una calabaza espagueti en lugar de una receta de pasta con albóndigas, o también diferentes tipos de mariscos o alimentos frescos con brócoli o verduras, una gran idea para la cena paleo. Puedes tomar bayas para tu postre.

Bonos Capítulo 3

15 deliciosas recetas paleo para todos los días.

1. Tocino y huevo paraíso

Ingredientes:

- 3 - 6 huevos
- 3 rebanadas de tocino cortado
- 2 tazas de espinacas picadas
- Un poco de sal y pimienta

Instrucciones:

Calienta tu horno a 350F

Mezclar los huevos en un bol.

Cocinar el tocino en una sartén

Agrega una espinaca a esta sartén y cocina

durante 10 minutos más.

Agrega los huevos a esta sartén y agrega un poco de sal y pimienta.

Hornear durante 15 minutos más

2. Panquecas Paleo perfectas (sin nueces)

Ingredientes:

- 4 huevos
- La mitad de una taza de harina de coco
- 1 cucharada de miel
- 1 cucharada de vinagre
- media cucharada de bicarbonato de sodio
- un poco de sal
- 1 cucharada de vainilla.

Instrucciones:

1. Poner todos los ingredientes de panqueques secos en un bol. Batir en todos los ingredientes líquidos (no agregar la leche de coco).

2. Añadir poco a poco la leche de coco. Deberá agregar la cantidad de leche de coco que necesite hasta que vea la consistencia preferible.

3. Precalentar una consistencia y recubrir con

grasa con aceite de coco.

4. Vierta una cucharada de masa para panqueques en la plancha. Haga los panqueques de aproximadamente 3-4 pulgadas de diámetro, ya que será más fácil operarlos. Hornee durante 2-3 minutos, luego gírelos del otro lado durante 1-2 minutos adicionales.

5. Retire de una sartén y sirva con el jarabe elegido.

Disfruta tu desayuno.

3. Magdalenas de arándanos Paleo

Ingredientes:

- 1 taza de harina de almendra
- Un poco de soda
- Un poco de sal a tu gusto.
- 1 huevo
- 2 cucharadas de miel
- La mitad de una taza de arándanos frescos
- La mitad de una taza de leche de coco
- 2 cucharadas de aceite de coco

Instrucciones:

1. Calentar el horno a 350 ° F.

2. Mezclar todos los ingredientes secos juntos la sal, el bicarbonato de sodio y la harina de almendras.

3. Batir todos los ingredientes húmedos juntos la miel, la leche de coco, el aceite de coco y el huevo.

4. Luego mezcle los ingredientes húmedos y

secos, pero no demasiado.

5. Agregue los arándanos en la masa.

6. Agregue la masa preparada en el molde para hornear y hornee.

7. Hornee hasta que un palillo insertado en el centro salga limpio, aproximadamente 20-25 minutos

8. Coloque la bandeja sobre una rejilla para enfriar. Espere hasta que las magdalenas estén completamente fríos antes de retirarlos de los revestimientos de papel.

La receta hace 6 magdalenas. Almacenar en un recipiente hermético en el refrigerador.

4. Desayuno Paleo:

Huevos Al Horno En Copas De Jamón

Ingredientes:

- Huevos
- Jamon o pavo

Instrucciones:

1. Calentar el horno a 400 ° F.

2. Engrasa tu molde para magdalenas.

3. Rebane el jamón y póngalo en la taza de magdalenas, una o dos rebanadas son suficientes para cada taza.

4. Puedes revolver los huevos o incluso batirlos o simplemente puedes poner el huevo entero en la taza. (Opcional) Si desea hacer huevos revueltos, también puede agregar diferentes ingredientes, como champiñones, cebolla, diferentes verduras y espinacas. 5. Precaliente el horno a 400 ° F, coloque el molde para magdalenas en el horno y hornee por 15 a 20 minutos más.

5. Magdalenas De Aguacate Y

Tocino

Ingredientes:

- 1 cebolla
- 4 huevos
- 6 -7 rebanadas de tocino
- 2 tazas de aguacate
- una taza y media de harina de coco
- media cucharadita de bicarbonato de sodio
- sal pimienta
- 1 taza de leche de coco

Instrucciones:

1. Calentar el horno a 175 grados Celsius (350F)

2. Engrasar 12 sartenes para muffins con aceite. (Derretirlo antes)

3. Picar finamente la cebolla y el tocino.

4. Nacido en una sartén.

5. Mezclar el aguacate y los huevos muy buenos.

6. Incorporar la leche.

7. Agregue harina de coco, sal, pimienta y bicarbonato de sodio y revuélvalo todo bien.

8. Doblar a través de tres cuartos de la mezcla de cebolla y tocino cocidos.

9. Coloca esto en los moldes para magdalenas

10. Poner encima el tocino y la cebolla.

11. Hornee en el horno durante aproximadamente 20 25 minutos.

12.Enfriel antes de sacar las magdalenas

13. Disfruta de tu desayuno.

Recetas de almuerzo

- *Súper ensalada china de pollo Paleo*
- **Ingredientes:**
- 2 cucharadas de semillas de sésamo blancas
- 1 col grande de Napa, es necesario picarla en rodajas.
- 1 zanahoria
- 1 pollo, cortado en trozos delgados.
- Media taza de cilantro picado.
- 2 cucharadas de semillas de sésamo negras y
- 1/4 taza de salsa de soya sin gluten, prefiero Tamari
- 1/4 taza de vinagre de vino blanco
- 3 cucharadas de mesa de un jengibre picado
- 3 cucharadas de aceite de oliva.
- 1 cucharada de aceite de sésamo tostado.
- 1 cucharada de aceite de chile picante

- Un poco de sal marina a tu gusto.

- Un poco de cebolla verde picada Para el aderezo:

- En un tazón pequeño con tapa, agregue la salsa tamari, el vinagre, el aceite de oliva, la salsa hoisin, el aceite de sésamo tostado, el aceite de chile, la sriracha, el jengibre picado, la sal marina y las cebollas verdes picadas. Agítalo todo junto. Dejar de lado.

- Luego agregue, col picado, zanahoria rebanada, cilantro, semillas de sésamo, anacardos, pollo rebanado y aderezo en un tazón grande de plástico, agite hasta que esté lo suficientemente bien. Añadir más aderezo si es necesario.

7. Atún Picante Y Tomate

Ingredientes:

- 1 taza de atun
- 1 cebolla roja, picada
- 1 chile rojo pequeño, picado también
- 1 paz de ajo
- 1 huevo
- 2 cucharadas de pasta de tomate
- 1 cucharada de harina de coco
- Sal y pimienta a tu gusto.
- También puedes añadir:
- Lechuga
- Aguacate
- Chili extra, si quieres que esté caliente.

Instrucciones:

1 - Precaliente su horno a 350'F

2 - Coloque un papel de pergamino en una bandeja para hornear y déjelo a un lado por

ahora.

3 - Coloque todos los ingredientes de la hamburguesa en un tazón y revuélvalos bien.

4. Haz con tus manos cápsulas utilizando esta mezcla de atún. Coloque todos ellos en la bandeja para hornear

5 - Coloque en el horno y cocine aproximadamente durante 5-10 minutos, hasta que estén lo suficientemente cocidos.

6 - Para servir, coloque estas bolas lindas en una hoja de lechuga (o 2) ponga un poco de aguacate rebanado encima y espolvoree un poco de cilantro fresco y algunas rodajas de chile.

¡Disfrute de su comida!

8. Ensalada de pepino y tomate

Ingredientes:

- un diente de ajo

- una taza de aceitunas

- Una cucharada de albahaca fresca, (es necesario cortarla muy delgada)

- Una cuchara de mesa de orégano fresco, (es necesario picarlo) Dos tazas de pepino, en rodajas o picado.

- Dos tazas de tomates de uva

- Dos cucharadas de vinagre balsámico.

- Dos cucharadas de aceite de oliva extra virgen.

- Una cuchara de mesa de pimienta negra

Instrucciones:

1. Enjuague, luego corte o pique sus pepinos.

2. Enjuague los tomates de uva, córtelos por la mitad.

3. Rebane finamente la albahaca, corte el orégano, pique el ajo.

4. Mezcle todo con las aceitunas kalamata en un bol, espolvoree con aceite de oliva y vinagre balsámico, y agregue un poco de pimienta negra

9. Envolturas De Lechuga Con Pollo Y Aguacate

Ingredientes:

- Una taza de pollo cocido y rebanado, pechugas sin hueso
- Una taza y media de puré de aguacate, pelar la capa antes de machacar.
- Una cucharada de jugo de limón
- Una cucharada de jugo de lima
- Dos cucharadas de yogur
- Dos cucharadas de cilantro picado
- Sal a tu gusto
- Pimienta negra a tu gusto
- Ingredientes del día de la preparacion Una taza de tomates de uva

Instrucciones:

1. Picar la pechuga de pollo.

2. Machaque el aguacate, el jugo de limón, el jugo de limón y el yogur en un tazón y revuélvalos bien, ¡hasta que se vuelvan cremosos!

3. Agregue sal, pimienta y cilantro al pollo picado, según su gusto.

4. Coloque la cuchara en las lechugas, ponga los tomates encima y sirva

Papa dulce

Ingredientes:

- 2 batatas medianas picadas en cubitos pequeños
- 3 cucharadas de aceite de coco
- Sal marina

Instrucciones:

1. Hervir el agua en una olla mediana.

2. Picar la batata en cubos

3. Coloque la batata en el agua hirviendo durante aproximadamente cinco minutos y retírela cuando esté ligeramente ablandada.

4. Escurrir y secar las batatas.

5. Caliente el aceite de coco en la sartén grande, haga que el medio de calentamiento.

6. Agregue los cubos de batatas y deje que se cocinen bien durante aproximadamente seis o siete minutos. Sigue haciéndolo hasta que estén bonitos y marrones. Espolvorear con sal marina a tu gusto. Tus batatas serán deliciosas, crujientes y de color dorado si las dejas cocinar bien.

¡DISFRUTE DE SU COMIDA!

Recetas de la cena

11. Sopa De Pizza Paleo

Ingredientes:

- 10-12 salchichas de pollo, rebanarlas

- 4 - 5 salchichones sin curar,

- 5-7 tomates asados

- 1 cebolla mediana,

- 10-15 setas, rebanarlas

- 1 lata de aceitunas negras, rebanarlas.

- 1 cucharada de orégano seco

- 1 cucharadita de ajo en polvo Sal al gusto

-

Instrucciones:

1. Coloque la salchicha, el pepperoni, la marinara, los tomates, la cebolla, los champiñones, las aceitunas, el orégano, el ajo en polvo y la sal en la sartén.

2. Cocine por unos 30 minutos. Se considera que está listo cuando las cebollas y los champiñones se han ablandado.

3. Agregue más sal si es necesario.

4. Servir caliente.

5. Disfruta de esta deliciosa comida

12. Curry de pescado rápido y fácil

Ingredientes:

- 2 cucharadas de aceite de coco
- 1 cebolla,
- 3 dientes de ajo, picados o machacados
- 2 cucharadas de jengibre
- 2 cucharaditas de curry en polvo
- 10 - 15 hojas de curry
- 400 ml de leche de coco
- 2 tomates, picarlos
- Sal de mar a tu gusto.
- 600g de pescado blanco, cortado en paces
- Jugo de lima a tu gusto.
- Gran puñado de hojas de cilantro.

Instrucciones:

1. Derrita el aceite de coco en la sartén.

2. Agregue la cebolla en rodajas allí y hágala marrón.

3. Luego agregue el ajo y el jengibre y cocine por aproximadamente un minuto.

4. Agregue la cúrcuma, las hojas de curry y no se olvide del curry en polvo.

5. Continúe cocinando durante un minuto, luego agregue gradualmente la leche de coco.

6. Cocine a fuego lento.

7. Agregue el tomate picado y cocine a fuego lento durante cinco minutos adicionales hasta que el tomate se suavice.

8. Agregue el pescado, agregue un poco de sal a su gusto y espere hasta que el pescado esté cocido.

9. Agregue el cilantro y el jugo de limón y mezcle todo bien.

10. Es un arroz muy delicioso.

13. Arroz Frito Con Piña paleo

Ingredientes:

- Tres cucharadas de aceite de aguacate.
- Dos tazas de piña fresca, cortadas para las rodajas.
- Un pimiento rojo
- Cuatro zanahorias pequeñas
- Dos dientes de ajo, picados
- Un poco de cebolla verde, en rodajas finas
- Cuatro huevos

Salsa:

- ¼ taza de coco aminos
- 2 cucharaditas de pasta de chile

- Como paso final:
- Una taza de trozos de anacardo asados
- Sal de mar a tu gusto.

Instrucciones:

1. Preparar todos tus ingredientes, lavarlos y cortarlos.

2. Retire el núcleo con sus semillas del pimiento y córtelo bien.

3. Pelar las zanahorias y cortarlas en cubos.

4. Rallar la coliflor.

5. Rompa los huevos en un recipiente de plástico y mézclelos con el tenedor o lo que sea.

6. Ponga los aminos de coco y la pasta de chile en un tazón y déjelos a un lado.

7. Después de haber preparado todo, precaliente su sartén

8. Agregue una cucharada del aceite de aguacate a la sartén y también agregue los trozos de piña para crear los bordes sabrosos y caramelizados. Luego retire las piñas y colóquelas en un recipiente aparte, hasta que prepare el arroz. Después agregar las cebollas verdes y la coliflor. Es necesario cocinarlo durante unos minutos para

que la coliflor esté suave.

9. Luego agrega todas las verduras en la sartén; Pimienta, ajos, zanahorias y las hace crujientes.

10. Agregue la salsa a la sartén y deje que se prepare por varios minutos más hasta que la salsa se haya ido y mezcle todo bien.

11. Retirar el arroz frito del fuego y unirlo a los anacardos y la piña caramelizada. Añadir un poco de sal marina si es necesario.

12. Su sabor es simplemente increíble tanto caliente como tomado del refrigerador.

14.Mini albóndigas paleo

Ingredientes:

- Dos libras de carne: es mejor mezclar carne de res con cerdo o ternera
- Espinacas picadas, la cantidad a su preferencia.
- Una o dos cucharaditas de aceite
- Una cebolla mediana,
- Diez a quince setas, finamente picadas.
- Dos zanahorias ralladas,
- cuatro huevos,
- 1/3 taza de harina de coco
- Dos cucharaditas de sal
- Dos cucharaditas de pimienta
- Dos cucharaditas de cebolla en polvo
- Una cucharadita de ajo en polvo
- Una cucharadita de tomillo seco y un poco de nuez moscada rallada.

Instrucciones:

1. Precaliente el horno a 375 grados F

2. Preparar las espinacas y reservar.

3. Precaliente una sartén agregue el aceite y agregue allí las cebollas, los champiñones. Cocine todo hasta que la cebolla se vuelva transparente y algo de agua se haya ido. De lo que puedes poner esta bandeja a un lado. Coloque la carne molida en un tazón grande, agregue las espinacas, las zanahorias, la mezcla de champiñones / cebolla, los huevos batidos, la harina de coco y todas las especias. Mezcle todo, pero no mucho, solo para que todos los ingredientes estén bien organizados.

4. Agregue esta mezcla en moldes para muffins. Es mejor engrasar las latas.

5. Cocine por 20-25 minutos hasta la preparación total.

6. Este plato es mejor para servir caliente.

15. Pimientos dulces bebé rellenos

Ingredientes:

- Quince - veinte mini pimientos dulces
- Seis onzas de queso de cabra
- Media taza de queso ricotta.
- Una cucharada de té de ajo en polvo.
- Un poco de pimienta en polvo
- Sal a tu gusto

Instrucciones:

1. Precaliente el horno a 375F. cubra la bandeja para hornear con papel de aluminio.

2. Lavar los pimientos y cortar por la mitad a lo largo. Quitar todas las semillas

3. Luego mezcle bien el queso de cabra, la ricota y los condimentos.

4. Recorte la esquina de una bolsa pequeña ziploc y ponga la mezcla de queso en esta bolsa. Exprima la bolsa y pase el queso por las mitades

de pimiento.

5. Ponga los pimientos en la bandeja para hornear y cocine por unos 5 a 6 minutos hasta que estén bien dorados. Es posible preparar esta deliciosa cosa a la parrilla también.

6. Disfruta!

Algunas recetas más paleo

16. Calabaza Espagueti con Crema de Limón Albahaca

Ingredientes:

- Un aguacate (media taza de puré)

- Seis dientes de ajo

- Una taza de hojas frescas de albahaca

- Una cucharada de ralladura de limón

- Un tercio de una taza de jugo de limón

- Dos cucharadas de aceite de oliva

- Si lo desea puede agregar pimienta de cayena a su gusto.

- Media cucharadita de pimienta negra

- sal de mar a tu gusto

17. Calabaza Espagueti

Ingredientes:

- dos cucharaditas de aceite de oliva
- Tres tazas de calabaza espagueti, cocida.
- Una taza de col rizada
- 10-15 tomates cherry
- La mitad de una cucharadita de pimienta negra.
- sal de mar a tu gusto

Instrucciones:

1. Mezclar todos los ingredientes de la salsa en la licuadora. Puréelos bien

2. Calentar la sartén y añadir el aceite de oliva. Cuando el aceite esté caliente agregar los tomates y saltear unos dos minutos.

3. Agregue los otros ingredientes y saltee aproximadamente cinco minutos. Agregue

aproximadamente la mitad de una taza de la salsa

y mezcle bien.

4. Buen apetito !!!

18. Risotto de calabaza

Ingredientes:

- 1½ libras de calabaza, pelada y en cubos (aproximadamente 4 tazas)
- 1 cucharada de grasa de cocinar sólida
- ½ cebolla amarilla, picada
- 1 taza de champiñones, picados
- 3 dientes de ajo, picados
- ¼ taza de salvia, picada
- ½ cucharadita de sal marina
- 1 cucharadita de vinagre de manzana
- ¾ taza de caldo de hueso

Instrucciones:

1. Coloque la mitad de la calabaza en un procesador de alimentos y presione durante 20 segundos, hasta que la calabaza tenga la consistencia del arroz. No se sobre proceso aquí!

2. Caliente la grasa de cocción sólida en el fondo

de una sartén grande o una olla de fondo pesado a fuego medio. Cuando la grasa se haya derretido y la sartén esté caliente, agregue las cebollas y los champiñones. Cocine, revolviendo, hasta que las cebollas estén translúcidas, aproximadamente 5 minutos. Agregue el ajo, la salvia y la sal marina, y cocine por otros 2 minutos, hasta que estén fragantes.

3. Agregue el vinagre de sidra de manzana y raspe todo lo que se haya pegado al fondo de la sartén. Agregue la calabaza procesada y el caldo de hueso a la sartén, revolviendo para incorporar. Cocine durante 12-15 minutos a fuego medio sin tapar, revolviendo ocasionalmente. , hasta que el líquido se haya absorbido y la calabaza esté completamente cocida.

19. Ensalada de pollo con costra de coco

Ingredientes:

- 2 cucharadas de harina de coco
- 2 cucharadas de coco sin azúcar en copos
- 2 filetes de pollo
- 1 huevo (batido)
- 2 tazas de ensalada de mezcla de hojas verdes
- 3 cucharadas de vinagre de manzana
- 1 cucharadita de miel
- 3 cucharadas de aceite de oliva
- 2 cucharadas de aceite de coco Sal y pimienta para probar)

Instrucciones:

1. Cree una estación de empanado / dragado con tres platos o cuencos poco profundos. 2. Agregue

la harina de coco a uno, el huevo a la segunda placa y el coco en escamas a la tercera.

3. Caliente el aceite de coco en una sartén a fuego medio-alto.

4. Pasar cada filete de pollo en la harina de coco primero, seguido del huevo, cubriendo cada uno de manera uniforme. Luego el coco en escamas. Asegúrese de que el filete esté bien cubierto.

5. Coloque cada filete en la sartén caliente. Cocine por cada lado, unos 5 minutos. Hasta que el pollo esté dorado y cocinado.

6. Agregue el vinagre de sidra de manzana y la miel a un tazón. Batir para combinar. Continúe batiendo mientras rocía el aceite de oliva hasta que esté bien combinado y se vuelva cremoso. Condimentar con sal y pimienta.

7. Coloque la mezcla de primavera en un recipiente para mezclar. Rocíe el aderezo y mezcle para cubrir. Reservar ½ a servir.

8. Ponga la mezcla de la primavera en forma pareja y luego sirva el pollo encima. Servir con aderezo adicional al lado. Sazonar con sal y

pimienta, al gusto.

20. Cocido de olla Paleo con Anacardo Pollo

Ingredientes:

- 1/4 taza de almidón de arrurruz

- 1/2 cucharadita. pimienta negra

- 2 libras. Muslos de pollo, cortados en trozos pequeños

- 1 cucharada. aceite de coco

- 3 cucharadas. aminos de coco

- 2 cucharadas. vinagre de vino de arroz
- 2 cucharadas. ketchup orgánico (la pasta de tomate también funcionaría)
- 1 / 2-1 cucharadas. azúcar de palma
- 2 dientes de ajo picados
- 1/2 cucharadita. jengibre fresco picado
- 1 / 4-1 / 2 hojuelas de pimiento rojo
- 1/2 taza de anacardos crudos

–

Instrucciones:

Coloque el almidón y la pimienta negra en una bolsa grande Ziploc.

Añadir los trozos de pollo y el sello Mezcle para cubrir completamente la carne.

Derrita el aceite de coco en una sartén grande o wok.

Agregue el pollo y cocine por unos 5 minutos hasta que se doren por todos lados. Retirar y agregar a la olla de barro.

Mezcle los aminos de coco a través de hojuelas de

pimiento rojo en un tazón pequeño. Vierta la mezcla sobre el pollo y mezcle para cubrir. Coloque la tapa en la olla eléctrica y cocine a fuego lento durante 3-4 horas.

Revuelva los anacardos en el pollo y la salsa antes de servir.

21. Col frita con tocino, cebolla y ajo

Ingredientes:

- Seis rebanadas de tocino picado
- una cebolla grande dos dientes de ajo
- Una col Sal a tu gusto Pimienta a tu gusto
- La mitad de una cucharadita de cebolla en polvo.
- La mitad de una cucharada de té de ajo en

polvo.

Instrucciones:

1. Coloque el tocino en una olla grande y cocínelo hasta que esté crujiente. Debería llevarte unos diez minutos. Añadir el ajo y la cebolla. Cocer hasta que la cebolla se caramelice; unos diez minutos Luego agregue el repollo y continúe cocinando y revolviendo por otros 10 minutos. Añadir sal, pimienta, cebolla en polvo, pimentón y ajo en polvo. Después de todo, cocine a fuego lento durante unos 30 minutos más.

22. Mezcla de asado de verduras sabrosas

Ingredientes:

- 2 cucharadas de aceite de oliva
- Un ñame, pelado y cortado en trozos.

- Una pastinaca, pelada y cortada en trozos.

- Una zanahoria

- Un calabacín, cortado en trozos.

- Un manojo de espárragos frescos, también cortados en trozos

- Dos dientes de un ajo picado

- Albahaca fresca, a su gusto.

- Pimienta a tu gusto

Instrucciones:

1. Calentar el horno y engrasar la bandeja para hornear con aceite de oliva.

2. Coloque los ñames, chirivías y zanahorias en las bandejas para hornear. Hornee en el horno durante 30 minutos, después de poner el calabacín y los espárragos, y espolvorear con 1 cucharada de aceite de oliva. Continúa horneando hasta que todos los vegetales estén cocidos, unos 30 minutos más. Luego retire del horno, y deje enfriar.

3. Mezcle los pimientos asados con el ajo, la

albahaca, la sal y la pimienta en un tazón grande.
Añadir las verduras asadas, y mezclar todo bien.

23. deliciosos verdes de remolacha

Ingredientes:

- Dos racimos de hojas de remolacha
- Una cucharada de aceite de oliva.
- Dos dientes de ajo picados
- Pimiento rojo a tu gusto. Sal y pimienta a tu gusto.
- Dos limones, cortados en cuatro rodajas.

Instrucciones:

1. Poner el agua en una olla y dejar que hierva y sal. Agregue las hojas de remolacha y cocine hasta que estén tiernas. Te llevará unos dos minutos. Escurrir las hojas de remolacha y luego sumergirlas en el agua con hielo.

2. Hierva una olla grande con agua ligeramente salada. Agregue las hojas de remolacha y cocine sin tapar hasta que estén tiernas, aproximadamente 2 minutos. Escurrir en un colador, luego sumergir inmediatamente en agua con hielo durante varios minutos. Luego picar las verduras.

3. Calentar el aceite de oliva. Agregue el ajo y el pimiento rojo. Cocine y revuelva por un minuto. Añadir la sal y la pimienta. Cocine hasta que las verduras estén calientes; Servir con limón.

Gracias   Estoy muy contento de que hayas elegido este libro y ha sido un verdadero placer escribirlo para ti. Mi objetivo es ayudar a tantos lectores como sea posible. Muchos de nosotros podemos tomar nuevos conocimientos y utilizarlos en nuestras vidas con consecuencias realmente útiles y duraderas, y es mi deseo que hayan podido conocimiento de la información que he escrito.

Gracias por estar conmigo durante este libro y por leerlo hasta el final. Realmente espero que haya disfrutado la información y es por eso que aprecio mucho sus pensamientos sobre mi material. Si pudiera tomarse un par de minutos para escribir un comentario, sus opiniones me ayudarán a crear más material que le resulte beneficioso.

Gracias de nuevo por su atención. Tengo muchas ganas de leer tu reseña. ¡Mantenerse sano!

MEJORES RECETAS

1. Ensalada de manzana y nueces

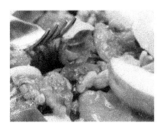

Preparación: 5 minutos
Raciones: 2

Una ensalada ligeramente dulce con un punto crujiente.
Llena de vitamina A, vitamina C y suficiente energía y
nutrientes para ayudarnos a pasar una tarde complicada.

Ingredientes:

- 2 cucharaditas de pipas de calabaza
- 1 taza de manzanas cortadas en rodajas
- 1/2 taza de nueces
- 2 tazas de espinacas
- 1/3 taza de cebolla cortada en dados
- 1/3 taza de tomates cherry
- 1/3 taza de pimiento naranja en rodajas
- 1/4 taza de zumo de limón
- 1 cucharada de aceite de oliva virgen extra

Instrucciones:

1) Dividimos los ingredientes en dos partes iguales y los mezclamos en un bol al gusto.

2) ¡A disfrutar!

Valores nutricionales (por ración):

- Calorías: 329
- Grasas totales: 27.2g, 42%
- Grasas saturadas: 2.6g, 13%
- Grasas trans: 0.0 g, 0%
- Colesterol: 0mg, 0%
- Sodio: 33mg, 1%
- Carbohidratos totales: 16.5g 6%
- Fibras: 5.4g, 21%
- Proteínas: 9.8g
- Vitamina A: 71%
- Vitamina C: 85%
- Calcio: 6%
- Hierro: 15%

2. Ensalada de atún

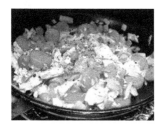

Preparación: 5 minutos
Raciones: 2

Esta ensalada de atún es justo lo que estábamos deseando y
nada más. La podemos comer sola, como un tentempié o
enrollarla en hojas de lechuga y,¡a disfrutar del almuerzo!

Ingredientes:

- 2 latas de atún desmenuzado
- 3 huevos duros troceados
- 1/3 taza de apio en dados
- 1/3 taza de zanahoria rallada
- 1/3 taza de cebolla picada
- 1/3 taza de aceite de aguacate
- 2 cucharadas de zumo de limón
- 1 cucharada de ajo picado
- 1 cucharadita de sal
- 1 cucharadita de pimienta

Instrucciones:

1) Mezclamos todos los ingredientes en un bol.

2) Refrigeramos antes de servir.

Valores nutricionales (por ración):

- Calorías: 253
- Grasas totales: 13g, 20%
- Grasas saturadas: 3.1g, 15%
- Grasas trans: 0.0g, 0%
- Colesterol: 150mg, 50%
- Sodio: 576mg, 24%
- Carbohidratos totales: 4.6g, 2%
- Fibras: 1.6g, 7%
- Proteínas: 28.5g
- Vitamina A: 7%
- Vitamina C: 14%
- Calcio: 3%
- Hierro: 9%

3. Ensalada del huerto

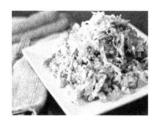

Preparación: 5 minutos
Raciones: 2

Todas las verduras favoritas de nuestro huerto combinadas
en esta ensalada tremendamente fresca e increíblemente
sabrosa. Podemos añadir o eliminar los ingredientes al gusto.
¡Esta ensalada está igual de rica sin aliño!

Ingredientes:

- 2 cucharaditasde linaza
- 2 cucharaditasde nueces
- 2 cucharaditasde almendras
- 1/4 tazade tomates uva
- 1/2 tazade rúcula
- 1/2 tazade espinacas
- 1 tazade hojas verdes para ensalada
- 1/4 tazade hojas de albahaca
- 1 tazade kale
- 1 tazade aguacate pelado y cortado en rodajas
- 1 tazade brotes de brócoli
- 1/4 tazade guisantes

- 2 naranjas separada en gajos
- 1/8 tazade piñones
- 1/2 tazade pepino en rodajas
- 1/2 tazade zanahorias troceadas
- 1/2 tazade pimiento rojo troceado

Instrucciones:

1) Dividimos todos los ingredientes en dos partes iguales y los mezclamos en un bol.

2) Servir con el aliño de nuestra elección.

Valores nutricionales (por ración):

- Calorías: 425
- Grasas totales: 24.4g, 38%
- Grasas saturadas: 3.7g, 19%
- Grasas trans: 0.0g, 0%
- Colesterol: 0mg, 0%
- Sodio: 82mg, 3%
- Carbohidratos totales: 47.9g, 16%
- Fibras: 17.7g, 71%
- Proteínas: 12.5g
- Vitamina A: 147%
- Vitamina C: 390%
- Calcio: 22%
- Hierro: 25%

4. Smoothie Sombras de aguacate

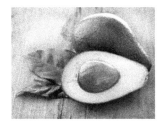

Preparación: 5 minutos
Raciones: 2

Si nunca has probado el aguacate en smoothie, hoy es el día.
No esperes un segundo más para probar este súper
energizante exquisito, suave y rico en vitaminas y fibras.

1 Ingredientes:

- 1 tazade aguacate pelado y cortado en dados
- 1/1 tazade espinacas
- tazade yogurt griego
- 1/4 tazade manzana verde
- 1 tazade zumo de piña
- 1 cucharadade miel
- 1 taza de hielo

Instrucciones:

1) Echamos todos los ingredientes en una batidora.

2) Batimos a velocidad media hasta que tenga una consistencia suave.

Valores nutricionales (por ración):

- Calorías: 285
- Grasas totales: 14.6g, 22%
- Grasas saturadas: 3.1g, 15%
- Grasas trans: 0.0g, 0%
- Colesterol: 0mg, 0%
- Sodio: 23mg, 1%
- Carbohidratos totales: 35.8g, 12%
- Fibras: 6g, 24%
- Proteínas: 6.1g
- Vitamina A: 31%
- Vitamina C: 41%
- Calcio: 4%
- Hierro: 7%

5. Smoothie de plátano y jengibre

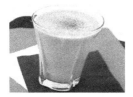

Preparación: 5 minutos
Raciones: 2

El pan de plátano hecho smoothie y que te hace pensar que
es un postre. En realidad, es una jarra llena de vitamina C y
que tiene la frescura necesaria para ayudarte a sobrellevar la
mañana.

Ingredientes:

- 1/2 tazade melocotón en dados
- 1 tazade plátano cortado en rodajas
- 1 cucharaditade canela
- 1 cucharada de jengibre fresco rallado
- 1/2 tazade zumo de naranja
- 1 tazade yogurt griego
- 1 tazade hielo

Instrucciones:

1) Echamos todos los ingredientes en una batidora.

2) Batimos a velocidad media hasta que tenga una consistencia suave.

Valores nutricionales (por ración):

- Calorías: 124
- Grasas totales: 0.7g, 1%
- Grasas saturadas: 0g, 0%
- Grasas trans: 0.0g, 0%
- Colesterol: 0mg, 0%
- Sodio: 6mg, 0%
- Carbohidratos totales: 20.5g, 10%
- Fibras: 3.7g, 15%
- Proteínas: 1.9g
- Vitamina A: 3%
- Vitamina C: 109%
- Calcio: 2%
- Hierro: 14%

6. Rollitos fáciles de verdura

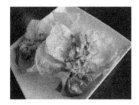

Preparación: 5 minutos
Raciones: 4

Los preparamos, envasamos y nos los almorzamos en un día duro de trabajo. Estos rollitos de verduras están llenos del sabor del jengibre, el ajo y el aceite de sésamo siendo un combo perfecto y muy atractivo para nosotros.

Ingredientes:

- 1 pepino rallado
- 1 zanahoriarallada
- 1/2 tazade cebolla picada
- 1 tazade boniato cocido y cortado en dados
- 1/2 tazade tomate cortado en dados
- 4 hojas de lechuga

Salsa:

- 2 cucharada de zumo de limón
- 2 cucharada aceite de sésamo

- 1 cucharada de miel
- 1 cucharada ajo picado
- 1 cucharada jengibre picado

Instrucciones:

1) Mezclamos los ingredientes en un bol grande y reservamos.

2) En otro bol, mezclamos los ingredientes para la salsa.

3) Mezclamos la salsa con las verduras.

4) Añadimos la mezcla a las hojas de lechuga, enrollamos y servimos.

Valores nutricionales (por ración):

- Calorías: 159
- Grasas totales: 7.3g, 11%
- Grasas saturadas: 1.1g, 5%
- Grasas trans: 0.0g, 0%
- Colesterol: 0mg, 0%
- Sodio: 34mg, 1%
- Carbohidratos totales: 22.9g, 8%
- Fibras: 3.4g, 13%

- Proteínas: 2.2g
- Vitamina A: 198%
- Vitamina C: 39%
- Calcio: 3%
- Hierro: 14%

7. Ensalada de salmón ahumado

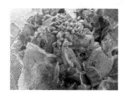

Preparación: 5 minutos
Raciones: 2

Una fantástica y nutritiva ensalada que duplica como cena. Puede resultarnos rápida de preparar, pero desde luego, rápida de olvidar. Una mezcla de zumo de limón, aceite de aguacate y cilantro son todos los aderezos necesarios.

Ingredientes:

- 2 tazas de lechuga
- 1/2 tazade piñones
- 1/2 taza de tomates cherry
- 1 tazade aguacate pelado cortado en rodajas
- 1/2 taza depepino cortado en rodajas
- 4 filetes de salmón ahumado
- 1/4 tazade zumo de limón
- 1/3 taza de cilantro
- 3 cucharada de aceite de aguacate

Instrucciones:

1) Dividimos todos los ingredientes en dos partes iguales. Mezclamos los ingredientes

2) Servimos y ¡a disfrutar!

Valores nutricionales (por ración):

- Calorías: 592
- Grasas totales: 43.6g, 67%
- Grasas saturadas: 5.5g, 27%
- Grasas trans: 0.0g, 0%
- Colesterol: 90mg, 30%
- Sodio: 131mg, 5%
- Carbohidratos totales: 16.7g, 6%
- Fibras: 4.4g, 5%
- Proteínas: 39.6g
- Vitamina A: 18%
- Vitamina C: 52%
- Calcio: 3%
- Hierro: 25%

8. Smoothie de frutas del bosque

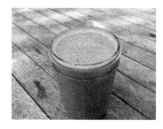

Preparación: 5 minutos
Raciones: 2

Tus frutas del bosque favoritas combinadas en un increíblemente refrescante tentempié en forma de smoothie con un sabor muy fresco. Podemos añadir o eliminar las frutas que queramos según el sabor. Si queremos una versión más dulce, le podemos añadir un poco de zumo de naranja.

Ingredientes:

- 1/2 tazade arándanos
- 1/2 taza de fresas
- 1/2 tazade frambuesas
- 1/2 tazade cerezas
- 2 cucharada de zumo de limón
- 1 cucharadita demiel
- 1 tazade hielo

Instrucciones:

1) Echamos todos los ingredientes en una batidora.

2) Batimos a velocidad media hasta que tenga una consistencia suave.

Valores nutricionales (por ración):

- Calorías: 78
- Grasas totales: 0.7g, 1%
- Grasas saturadas: 0g, 0%
- Grasas trans: 0.0g, 0%
- Colesterol: 0mg, 0%
- Sodio: 8mg, 0%
- Carbohidratos totales: 18.3g, 6%
- Fibras: 7.6g, 31%
- Proteínas: 1.5g
- Vitamina A: 2%
- Vitamina C: 83%
- Calcio: 3%
- Hierro: 6%

9. Huevos revueltos

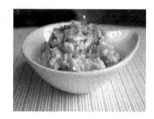

Preparación: 5 minutos
Raciones: 4

Un acierto seguro. Un desayuno que nunca pasa de moda y que no necesita justificaciones. Rápido, sencillo e innegablemente bueno para el estómago.

Ingredientes:

- 5 huevos batidos
- 1 cucharaditade sal
- 1 cucharaditade pimienta
- 1/3 tazade cebolla picada
- 1 cucharadita demiel
- 2 cucharadas de aceite de coco

Instrucciones:

1)   En una cacerola a fuego medio, salteamos la cebolla en el aceite de coco y salpimentamos.

2)   Añadimos los huevos.

3)   Dejamos que los huevos se empiecen a hacer y los removemos hasta que tengan la consistencia que deseamos.

Valores nutricionales (por ración):

- Calorías: 148
- Grasas totales: 12.3g, 19%
- Grasas saturadas: 7.6g, 38%
- Grasas trans: 0.0g, 0%
- Colesterol: 205mg, 68%
- Sodio: 545mg, 23%
- Carbohidratos totales: 3.1g, 1%
- Fibras: 0g, 0%
- Proteínas: 7.1g
- Vitamina A: 5%
- Vitamina C: 2%
- Calcio: 3%
- Hierro: 7%

10. Huevos fritos con bacon y aguacate

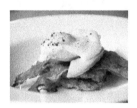

Preparación: 5 minutos
Raciones: 4

Vamos a darnos un capricho con estos trocitos de cielo, que se hacen en menos de cinco minutos. El aguacate le aporta a este desayuno básico el extra que necesitamos para estar totalmente satisfechos.

Ingredientes:

- 4 huevos
- 8 tiras de bacon
- 3 cucharadas de aceite de aguacate
- 1 cucharadita de sal
- 1 cucharaditade pimienta
- 1 aguacate cortado en rodajas

Instrucciones:

1) Freímos los huevos en aceite de aguacate con un poco de sal y pimienta.

2) En una sartén distinta, freímos el bacon con aceite de aguacate, sal y pimienta hasta que esté a nuestro gusto.

3) Servimos todo junto con el aguacate y ¡a disfrutar!

Valores nutricionales (por ración):

- Calorías: 386
- Grasas totales: 31.4g, 48%
- Grasas saturadas: 8.9g, 45%
- Grasas trans: 0.0g, 0%
- Colesterol: 205mg, 68%
- Sodio: 1524mg, 64%
- Carbohidratos totales: 6.1g, 2%
- Fibras: 4g, 16%
- Proteínas: 20.8g
- Vitamina A: 6%
- Vitamina C: 10%
- Calcio: 4%
- Hierro: 10%

11. Mug Cake de plátano

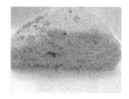

Preparación: 5 minutos
Raciones: 2

Increíblemente delicioso y con la cantidad agridulce
perfecta. Puedes sentirte genial comiendo este bizcocho ya
que es muy rico en vitamina C, proteínas y fibra. Lo
podemos servir junto con salsa casera de frambuesa.

Ingredientes:

- 1 plátano hecho puré
- 1 cucharada de harina de coco
- 1 cucharada de miel
- 1 cucharada de aceite de coco derretido
- 1 cucharaditade canela
- 1 cucharaditade nuez moscada
- 1 huevo
- 1/3 tazaalmendrasen rodajas

Instrucciones:

1) Mezclamos todos los ingredientes.

2) Los vertemos en una taza apta para microondas.

3) Los cocinamos en el microondas durante dos minutos a máxima potencia.

4) ¡Ya está listo para disfrutarlo!

Valores nutricionales (por ración):

- Calorías: 290
- Grasas totales: 17.8g, 27%
- Grasas saturadas: 7.6g, 38%
- Grasas trans: 0.0g, 0%
- Colesterol: 82mg, 27%
- Sodio: 40mg, 2%
- Carbohidratos totales: 29.2g, 10%
- Fibras: 5.6g, 22%
- Proteínas: 7.4g
- Vitamina A: 2%
- Vitamina C: 14%
- Calcio: 7%
- Hierro: 12%

12. Kebabs de verduras a la plancha

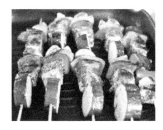

Preparación: 5 minutos
Raciones: 6

Si tienes una plancha, esta es la mejor forma de tomar todas
las verduras que necesitamos al día de forma rápida,
eficiente y riquísima. Los fanáticos del picante pueden
añadir un poco de cayena y salsa de soja a la mezcla de
zumo de limón y aceite de aguacate.

Ingredientes:

- 1 taza de calabacín en dados
- 1/2 tazade champiñones en rodajas
- 1/2 tazade pimiento verde en dados
- 1/4 tazade cebolla picada gruesa
- 1/4 taza de tomates cherry cortados por la
  mitad
- 1/4 tazade zumo de limón
- 2 cucharadas de aceite de aguacate
- 2 cucharadas de aceite para cocinar
- Sal y pimienta al gusto

Instrucciones:

1) Precalentamos la plancha a fuego medio-alto.

2) Remojamos las verduras en zumo de limón, aceite de aguacate y salpimentamos.

3) Montamos las brochetas.

4) Cocinamos hasta que las verduras estén hechas y el tofu tenga un color dorado.

Valores nutricionales (por ración):

- Calorías: 85
- Grasas totales: 7.9g, 12%
- Grasas saturadas: 1.3g, 7%
- Grasas trans: 0.0g, 0%
- Colesterol: 0mg, 0%
- Sodio: 7mg, 0%
- Carbohidratos totales: 3.2g, 1%
- Fibras: 1.1g, 5%
- Proteínas: 1g
- Vitamina A: 2%
- Vitamina C: 38%
- Calcio: 1%

- Hierro: 2%

13. Ensalada de calabaza asada

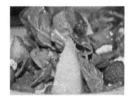

Preparación: 5 minutos
Raciones: 2

Una receta simple llena de vitamina A y C. El sabor intenso y la textura crujiente de las manzanas verdes se mezclan a la perfección con la suavidad de la calabaza consiguiendo una calidad que jamás pensaríamos que se puede conseguir en 5 minutos.

Ingredientes:

- 1 tazade espinacas
- 1 tazade kale
- 1/4 taza de manzanas verdes en rodajas
- 1/4 taza deframbuesas frescas
- 1/4 taza dezanahorias en rodajas
- 1/3 taza decebollas picada
- 1/2 taza decalabaza ya asada
- 1/2 taza dezumo de limón
- 2 cucharada de aceite de oliva

Instrucciones:

1) Dividimos los ingredientes en dos partes iguales.Mezclamos los ingredientes en un bol.

2) Servimos con un aliño a nuestro gusto.

Valores nutricionales (por ración):

- Calorías: 199
- Grasas totales: 15g, 23%
- Grasas saturadas: 2.5g, 13%
- Grasas trans: 0.0g, 0%
- Colesterol: 0mg, 0%
- Sodio: 48mg, 2%
- Carbohidratos totales: 15.7g, 5%
- Fibras: 4.6g, 18%
- Proteínas: 3.2g
- Vitamina A: 172%
- Vitamina C: 148%
- Calcio: 9%
- Hierro: 8%

14. Guacamole con verdura fresca

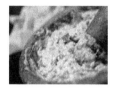

Preparación: 5 minutos
Raciones: 6

Un tentempié perfecto que nadie podría creer que se ha hecho en 5 minutos. Está lleno de los sabores más frescos de tus verduras preferidas. Es una receta sencilla de guacamole es una de las más ricas.

Ingredientes:

- 1 aguacate maduro
- 2 cucharaditas dezumo de limón
- 1 cucharaditas desal
- 1/4 taza de tomates en dados
- 1/4 taza decebolla picada
- 1 taza depimiento rojo picado
- 1 taza debrócoli troceado
- 1 taza dezanahorias troceadas

Instrucciones:

1)   Trituramos el aguacate junto con el zumo limón y sal. Una vez tenemos la mezcla hecha, mezclamos con el tomate y la cebolla.

2)   Servimos con las verduras.

Valores nutricionales (por ración):

- Calorías: 142
- Grasas totales: 10.1g, 16%
- Grasas saturadas: 2.1g, 11%
- Grasas trans: 0.0g
- Colesterol: 0mg, 0%
- Sodio: 502mg, 21%
- Carbohidratos totales: 12.8g, 4%
- Fibras: 5.5g, 22%
- Proteínas: 2.7g
- Vitamina A: 18%
- Vitamina C: 141%
- Calcio: 2%
- Hierro: 8%

15. Ensalada de caballa ahumada

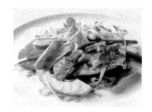

Preparación: 5 minutos
Raciones: 2

Una ensalada que nos hará pensárnoslo dos veces antes de
comer cualquier otra cosa. Tiene la dosis perfecta de
nutrientes que hace de ella una comida perfecta. No necesita
aliño.

Ingredientes:

- 1 taza deaguacate pelado y cortado en dados
- 2 taza de espinacas
- 1/4 taza depipas de calabaza
- 1/4 taza dezumo de limón
- 1/2 taza de tomates uva en dados
- 1/2 taza de piñones
- 1/3 taza decebolla
- 2 cucharada de ajo picado
- 1/3 taza deguisantes
- 2 filetes pequeños de caballa ahumada

Instrucciones:

1) Dividimos los ingredientes en dos partes iguales.Mezclamos los ingredientes en un bol.

2) Servimos con un aliño al gusto.

Valores nutricionales (por ración):

- Calorías: 842
- Grasas totales: 70.9g, 109%
- Grasas saturadas: 13.2g, 66%
- Grasas trans: 0.0g, 0%
- Colesterol: 0mg, 0%
- Sodio: 842mg, 35%
- Carbohidratos totales: 25g, 8%
- Fibras: 9.9g, 39%
- Proteínas: 35.2g
- Vitamina A: 70%
- Vitamina C: 84%
- Calcio: 8%
- Hierro: 38%

16. Ensalada de frutas

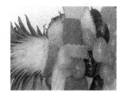

Preparación: 5 minutos
Raciones: 4

Jugosa, sabrosa e increíblemente fresca. Una explosión de textura y sabores que solo la fruta puede ofrecer. Deja que los sabores de tus frutas favoritas hagan todo el trabajo, además, con toda la vitamina C que necesitamos para pasar el día.

Ingredientes:

- 1 taza depiñaen dados
- 1 taza depera en dados
- 1 taza demelocotón en dados
- 1 taza de mango en dados
- 1 taza demelón en dados
- 1 taza de papaya en dados
- 1 taza deuvas

Instrucciones:

1) Dividimos los ingredientes en dos partes iguales.Mezclamos los ingredientes en un bol.

2) Servimos con un aliño al gusto.

Valores nutricionales (por ración):

- Calorías: 122
- Grasas totales: 0.5g, 1%
- Grasas saturadas: 0g, 0%
- Grasas trans: 0.0g, 0%
- Colesterol: 0mg, 0%
- Sodio: 11mg, 0%
- Carbohidratos totales: 31.2g, 10%
- Fibras: 4.1g, 16%
- Proteínas: 1.5g
- Vitamina A: 16%
- Vitamina C: 102%
- Calcio: 3%
- Hierro: 3%

17. Patatas asadas al microondas

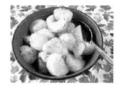

Preparación: 5 minutos
Raciones: 1

Un delicioso y tierno tentempié perfecto para el final del otoño y principio del invierno. No necesitaremos estar una horneando nuestras patatas. Lo conseguiremos en 5 minutos con nuestro microondas a máxima potencia.

Ingredientes:

- 1 patata
- 1/2 cucharada de aceite de aguacate
- 1/4 cucharadita de sal
- 1/4 cucharaditade pimienta
- 1 cucharaditadeajopicado

Instrucciones:

1) Lavamos la patata y la pinchamos con un tenedor.

2) La cocinamos en el microondas durante 5 minutos o hasta que esté al punto que queremos.

3) La pelamos, troceamos, le echamos el ajo y la salpimentamos al gusto.

Valores nutricionales (por ración):

- Calorías: 163
- Grasas totales: 2g, 3%
- Grasas saturadas: 0g, 0%
- Grasas trans: 0.0g, 0%
- Colesterol: 0mg, 0%
- Sodio: 12mg, 1%
- Carbohidratos totales: 33.5g, 11%
- Fibras: 4.6g, 19%
- Proteínas: 4.2g
- Vitamina A: 3%
- Vitamina C: 65%
- Calcio: 4%
- Hierro: 9%

18. Boniatos asados en el microondas

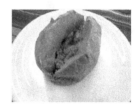

Preparación: 5 minutos
Raciones: 1

El tentempié perfecto para una tarde de viento veraniega. Un poco de zumo de limón y jengibre son el aderezo perfecto para acompañar los sabores ligeramente dulces del boniato. ¡Y todo en menos de 5 minutos!

Ingredientes:

- 1 boniato
- 1 cucharada de aceite de aguacate
- 1 cucharaditade zumo de limón
- 1 cucharaditade jengibre
- sal y pimienta al gusto

Instrucciones:

1) Lavamos el boniato y lo pinchamos con un tenedor.

2) Lo cocinamos en el microondas durante 5 minutos o hasta que esté al punto que queremos.

3) La pelamos y troceamos. Añadimos el aderezo de zumo de limón, aceite de aguacate, jengibre y sal y pimienta al gusto.

Valores nutricionales (por ración):

- Calorías: 184
- Grasas totales: 0.7g, 1%
- Grasas saturadas: 0g, 0%
- Grasas trans: 0.0g, 0%
- Colesterol: 0mg, 0%
- Sodio: 14mg, 1%
- Carbohidratos totales: 42.4g, 14%
- Fibras: 6.4g, 26%
- Proteínas: 2.4g
- Vitamina A: 4%
- Vitamina C: 44%
- Calcio: 3%
- Hierro: 5%

19. Smoothie Sueño tropical

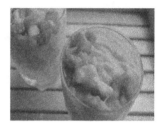

Preparación: 5 minutos
Raciones: 2

Gracias a este smoothie tomaremos sorbitos de un paraíso tropical. Por si solo es suficientemente dulce, la miel es opcional. Si lo queremos un poco más cremoso, podemos usar leche de coco entera.

Ingredientes:

- 1/4 taza de papayaen dados
- 1/4taza de mango, en dados
- 1/4 taza de bananasen rodajas
- 1 cucharada de miel
- 1/3 taza decoco rallado
- 1 taza deleche de coco crudo
- 1 taza dehielo

Instrucciones:

1) Echamos todos los ingredientes en una batidora.

2) Batimos a velocidad media hasta que tenga una consistencia suave.

Valores nutricionales (por ración):

- Calorías: 379
- Grasas totales: 33.1g, 51%
- Grasas saturadas: 29.4g, 147%
- Grasas trans: 0.0g, 0%
- Colesterol: 0mg, 0%
- Sodio: 25mg, 1%
- Carbohidratos totales: 23.3g, 8%
- Fibras: 4.7g, 19%
- Proteínas: 3.5g
- Vitamina A: 4%
- Vitamina C: 30%
- Calcio: 3%
- Hierro: 23%

20. Súper ensalada de frutas del bosque

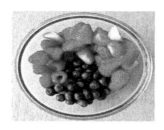

Preparación: 5 minutos
Raciones: 2

Una ensalada tamaño almuerzo tan rica que podríamos creer
que se trata de un postre. Si creemos que podemos
quedarnos con hambre, le añadiremos un poco de aguacate a
la mezcla. Todo el aliño que necesita es zumo de limón y
aceite de aguacate.

Ingredientes:

- 2 tazas deespinacas
- 1/2 taza deframbuesas
- 1/2 taza dearándanos
- 1/2 taza defresas
- 1/4 taza depiñones
- 2 cucharaditas de zumo de limón
- 1 cucharada de aceite de aguacate
- 1 cucharadita desal

- 1 cucharadita de pimienta
- 1/4 cucharadita de cayena

Instrucciones:

1) Dividimos los ingredientes en dos partes iguales.Mezclamos los ingredientes en un bol.

2) Servimos como tal o con un aliño de nuestro gusto.

Valores nutricionales (por ración):

- Calorías: 183
- Grasas totales: 13.2, 20%
- Grasas saturadas: 1.1g, 6%
- Grasas trans: 0.0g, 0%
- Colesterol: 0mg, 0%
- Sodio: 963mg, 40%
- Carbohidratos totales: 16.3g, 5%
- Fibras: 7.6g, 30%
- Proteínas: 4.4g
- Vitamina A: 59%
- Vitamina C: 78%
- Calcio: 5%
- Hierro: 16%

21. Rollitos de lechuga con ensalada de pollo

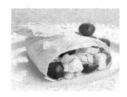

Preparación: 5 minutos
Raciones: 4

Un almuerzo fresco, nutritivo y lleno de proteínas que podemos preparar en menos de 5 minutos. Con 66,2 gramos de proteína por ración, nunca fue tan fácil comer sano.

Ingredientes:

- 900 gramos de pollo hervido en dados
- 3/4 taza demanzanaen rodajas
- 1/2 taza decebollapicada
- 1/3 taza deapiopicado
- 1/3 taza decebollaspicadas
- 2 cucharaditas deajopicado
- 1/3 taza deuvasverdes
- 1 cucharada de zumo de limón
- 1/2 taza demayonesa casera
- 4 hojas de lechuga

Instrucciones:

1) Mezclamos todos los ingredientes menos las hojas de lechuga en un bol.

2) Servimos enrollados en hojas de lechuga.

3) ¡A disfrutar!

Valores nutricionales (por ración):

- Calorías: 374
- Grasas totales: 7g, 11%
- Grasas saturadas: 2g, 10%
- Grasas trans: 0.0g, 0%
- Colesterol: 175mg, 58%
- Sodio: 153mg, 6%
- Carbohidratos totales: 7.4g, 2%
- Fibras: 1.3g, 5%
- Proteínas: 66.2g
- Vitamina A: 3%
- Vitamina C: 12%
- Calcio: 4%
- Hierro: 12%

22. Tortilla en 5 minutos

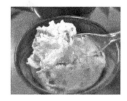

Preparación: 5 minutos
Raciones: 2

¡Una tortilla hecha en el microondas! Podemos añadirle o
quitarle ingredientes según nuestros gustos para conseguir el
desayuno de nuestros sueños hecho en menos de 5 minutos.

Ingredientes:

- 2 huevos batidos
- 2 cucharadas de aceite de aguacate
- 2 cucharada de jamón cocido
- 1 cucharada de cebolleta
- 1 cucharadita de ajopicado
- 1 cucharadita de sal
- 1 cucharadita de pimienta

Instrucciones:

1) Engrasamos una taza apta para microondas.

2) Vertemos todos los ingredientes en la taza y lo metemos al microondas a máxima potencia durante 1 minuto.

3) Sacamos la taza del microondas y removemos.

4) La volvemos a introducir en el microondas durante otro minuto o hasta que los huevo estén al punto deseado.

Valores nutricionales (por ración):

- Calorías: 201
- Grasas totales: 13.9g, 21%
- Grasas saturadas: 4g, 20%
- Grasas trans: 0.0g, 0%
- Colesterol: 337mg, 112%
- Sodio:2671mg, 111%
- Carbohidratos totales: 5.3g, 2%
- Fibras: 2.1g, 9%
- Proteínas: 14.7g
- Vitamina A: 12%
- Vitamina C: 9%
- Calcio: 7%
- Hierro: 15%

23. Bizcocho de mantequilla de cacahuete

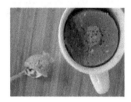

Preparación: 5 minutos
Raciones: 2

Poco que decir sobre este cremoso, rico e increíblemente beneficioso bizcocho rico en hierro. Es sublime, espléndido y sensacional y ¡con mantequilla de cacahuete!

Ingredientes:

- 1 plátano machacado
- 1 cucharada harina de coco
- 1 cucharada de miel
- 1 cucharada de mantequilla de cacahuete natural
- 1 cucharadita de canela
- 1 huevo

Instrucciones:

1) Mezclamos todos los ingredientes.

2) Los vertemos en una taza apta para microondas.

3) Lo cocinamos en el microondas a máxima potencia durante 2 minutos.

4) ¡A disfrutar!

Valores nutricionales (por ración):

- Calorías: 240
- Grasas totales: 9.9g, 15%
- Grasas saturadas: 3.8g, 19%
- Grasas trans: 0.0g, 0%
- Colesterol: 84mg, 28%
- Sodio: 49mg, 2%
- Carbohidratos totales: 33g, 11%
- Fibras: 4.3g, 17%
- Proteínas: 7.3g
- Vitamina A: 3%
- Vitamina C: 14%
- Calcio: 4%
- Hierro: 16%

24. Mug Cake de calabaza

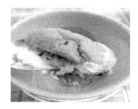

Preparación: 5 minutos
Raciones: 2

Si no tenemos tiempo de hacer un pastel de calabaza, no tenemos que preocuparnos. Este Mug Cake de calabaza ha llegado para llenar nuestros días de otoño con bocados esponjosos que se derretirán en nuestra boca. Dependiendo de nuestros gustos, podemos añadirle o no la canela y la nuez moscada.

Ingredientes:

- 3 cucharadas de harina de coco
- 2 cucharadas de aceite de coco
- 1 huevo batido
- 1/2 taza depuré de calabaza
- 1 cucharada de sirope de arce
- 1 cucharada de melaza o miel
- 2 cucharadita de canela
- 1 cucharadita de nuez moscada
- 1/2 cucharadita de bicarbonato

Instrucciones:

1) Mezclamos todos los ingredientes.

2) Vertemos la mezcla en una taza apta para microondas.

3) Lo introducimos al microondas a máxima potencia durante 2 minutos.

4) ¡Disfrutamos!

Valores nutricionales (por ración):

- Calorías: 283
- Grasas totales: 17.6g, 27%
- Grasas saturadas: 13.2g, 66%
- Grasas trans: 0.1g, 0%
- Colesterol: 82mg, 27%
- Sodio: 376mg, 16%
- Carbohidratos totales: 27.7g, 9%
- Fibras: 7g, 28%
- Proteínas: 5.1g
- Vitamina A: 193%
- Vitamina C: 4%
- Calcio: 8%
- Hierro: 12%

25. Smoothie de pistacho

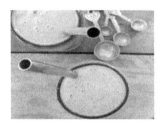

Preparación: 5 minutos
Raciones: 2

Los amantes del helado de pistacho seguramente disfrutarán con este smoothie con sabor a pistacho que es suave, cremoso y está lleno de hierro y fibras. Para un sabor un poco picante añadiremos canela y jengibre.

Ingredientes:

- 1/4 taza de pistachos orgánicos
- 1/2 cucharadita de aceite de pistacho
- 1 taza deleche de coco
- 1 cucharadita de vainilla
- 1/4 taza deplátanos
- 1/4 taza demelocotón
- 1 taza dehielo

Instrucciones:

1) Echamos todos los ingredientes en una batidora.

2) Batimos a velocidad media hasta que tenga una consistencia suave.

Valores nutricionales (por ración):

- Calorías: 426
- Grasas totales: 39.3g, 61%
- Grasas saturadas: 26.8g, 134%
- Grasas trans: 0.0g, 0%
- Colesterol: 0mg, 0%
- Sodio: 22mg, 1%
- Carbohidratos totales: 17.7g, 6%
- Fibras: 5.1g, 20%
- Proteínas: 6.5g
- Vitamina A: 3%
- Vitamina C: 14%
- Calcio: 4%
- Hierro: 17%

26. Mix de frutas deshidratadas y frutos secos

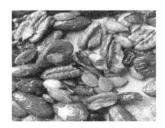

Preparación: 5 minutos
Raciones: 8

Una receta genial para llevar; para los apasionados, los juguetones y los puntuales. Nos llevará menos de 5 minutos prepararla, pero nos mantendrá activos durante horas. Le podemos añadir nuestros frutos preferidos a esta mezcla.

Ingredientes:

- 1 taza de almendras picadas
- 1 taza denuecespicadas
- 1/2 taza depipas de girasol
- 1/2 taza depipas de calabaza
- 1 taza dearándanos deshidratados
- 1 taza de mango deshidratado
- 1 taza de uvas pasas

Instrucciones:

1) Mezclamos todos los ingredientes en un bol.

2) Y ya está listo para disfrutarlo o guardarlo en bolsas con cierre hermético para disfrutarlo más tarde.

Valores nutricionales (por ración):

- Calorías: 306
- Grasas totales: 20.7g, 32%
- Grasas saturadas: 1.9g, 9%
- Grasas trans: 0.0g, 0%
- Colesterol: 0mg, 0%
- Sodio: 5mg, 0%
- Carbohidratos totales: 26.4g, 9%
- Fibras: 4.8g, 19%
- Proteínas: 9.7g
- Vitamina A: 5%
- Vitamina C: 16%
- Calcio: 6%
- Hierro: 15%

27. Ensalada caliente de frutas

Preparación: 5 minutos
Raciones: 2

Un desayuno caliente y jugoso que nos haría renunciar a los cereales de por vida. La cantidad justa de especias se suma a los maravillosos sabores de nuestras frutas favoritas fundidos en nuestra boca.

Ingredientes:

- 1/2 taza depiña
- 1/2 taza demandarinas
- 1/2 taza demelocotón
- 1/2 taza deplátano
- 2 cucharada de miel
- 1 cucharadita de zumo de limón
- 1 cucharadita dejengibre

Instrucciones:

1) Mezclamos todos los ingredientes en un bol apto para microondas.

2) Lo cocinamos en el microondas a potencia máxima durante 2 minutos.

3) Sacamos el bol del microondas y removemos.

4) Volvemos a introducirlo en el microondas y cocinamos otros 3 minutos.

Valores nutricionales (por ración):

- Calorías: 178
- Grasas totales: 0.4g, 1%
- Grasas saturadas: 0g, 0%
- Grasas trans: 0.0g, 0%
- Colesterol: 0mg, 0%
- Sodio: 7mg, 0%
- Carbohidratos totales: 45.5g, 15%
- Fibras: 2.6g, 10%
- Proteínas: 1.2g
- Vitamina A: 3%
- Vitamina C: 59%
- Calcio: 1%
- Hierro: 8%

28. Smoothie Sueño naranja

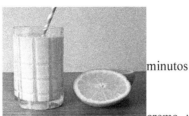

Preparación: 5 minutos
Raciones: 2

Naranjas y crema, ¿quién puede culparse por enamorarse de esta mezcla? Es un smoothie perfecto para tomarlo como desayuno, postre, entre comidas, … Lo vamos a disfrutar tanto como lleno de vitaminas está.

Ingredientes:

- 3/4 taza denaranjaen rodajas
- 1 taza deleche de coco
- 1/2 taza dezumo de naranja
- 1/4 taza de mango en dados
- 1/3 taza depiñaen dados
- 1 taza dehielo

Instrucciones:

1) Echamos todos los ingredientes en una batidora.

2) Batimos a velocidad media hasta que tenga una

143

consistencia suave.

Valores nutricionales (por ración):

- Calorías: 349
- Grasas totales: 28.8g, 44%
- Grasas saturadas: 25.4g, 127%
- Grasas trans: 0.0g, 0%
- Colesterol: 0mg, 0%
- Sodio: 22mg, 1%
- Carbohidratos totales: 24.6g, 8%
- Fibras: 4.8g, 19%
- Proteínas: 3.9g
- Vitamina A: 3%
- Vitamina C: 174%
- Calcio: 5%
- Hierro: 16%

29. Smoothie de pepino

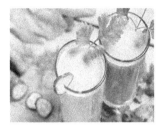

Preparación: 5 -7 minutos
Raciones: 2

Un smoothie para aquellos que huyen de lo dulce. Es el
refrescante perfecto para un caluroso día de verano. Aunque
la miel sea opcional, el cilantro y el apio son obligatorios.

Ingredientes:

- 1 taza depepinoen dados
- 2 cucharaditas de cilantro
- 1/4 taza de zumo de lima
- 1/4 taza deapio picado
- 1/4 taza depiña pelada y en dados
- 1 taza deyogurt griego
- 1 cucharada de miel
- 1 taza dehielo

Instrucciones:

1)   Echamos todos los ingredientes en una batidora.

2)   Batimos a velocidad media hasta que tenga una consistencia suave.

Valores nutricionales (por ración):

- Calorías: 53
- Grasas totales: 0.1g, 0%
- Grasas saturadas: 0g, 0%
- Grasas trans: 0.0g
- Colesterol: 0mg, 0%
- Sodio: 17mg, 1%
- Carbohidratos totales: 13.7g, 5%
- Fibras: 0.9g, 3%
- Proteínas: 0.6g
- Vitamina A: 2%
- Vitamina C: 21%
- Calcio: 1%
- Hierro: 6%

30. Ensalada de aguacate

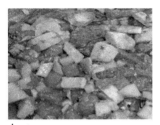

Preparación: 5 minutos
Raciones: 2

El aguacate es la estrella de esta ensalada llena de hierro que podemos comernos en el mismo tiempo que se tarda en prepararla. Es todo lo que siempre has buscado en una ensalada: un poco dulce, un poco picante, crujiente a la vez que jugosa y ¡llena de aguacate!

Ingredientes:

- 2 tazas deaguacatepelado yen rodajas
- 1 jalapeño picado
- 1/4 taza depipas de calabaza
- 1/4 taza deguisantes
- 1 taza de brotes para ensalada
- 1/4 taza decebollaspicada
- 1/4 taza de pimiento rojoen rodajas
- 1/3 taza de tomatesen dados
- 1/3 taza dezanahoria muy picada
- 1 cucharadita de ajopicado
- 1/4 taza dezumo de limón

- 1 taza de aceite deaguacate

Instrucciones:

1) Dividimos los ingredientes en dos partes iguales.Mezclamos los ingredientes en un bol.

2) ¡A disfrutarla!

Valores nutricionales (por ración):

- Calorías: 605
- Grasas totales: 51.1g, 79%
- Grasas saturadas: 10.7g, 54%
- Grasas trans: 0.0g, 0%
- Colesterol: 0mg, 0%
- Sodio: 58mg, 2%
- Carbohidratos totales: 34.3g, 11%
- Fibras: 19.5g, 78%
- Proteínas: 11.9g
- Vitamina A: 46%
- Vitamina C: 120%
- Calcio: 7%
- Hierro: 30%

CPSIA information can be obtained
at www.ICGtesting.com
Printed in the USA
BVHW041701310820
587680BV00013B/1336